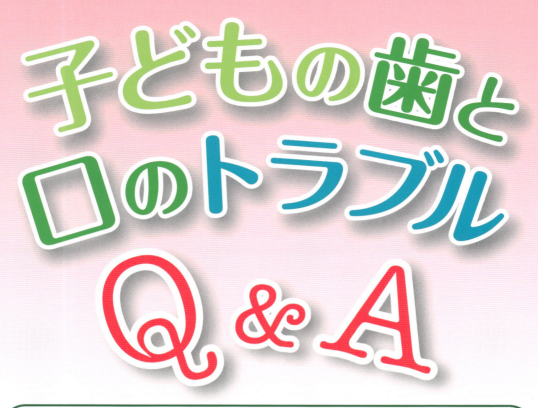

子どもの歯と口のトラブル Q&A

妊娠期・幼児期・学童期の心配事

編集

井上　美津子

昭和大学歯学部小児成育歯科学講座

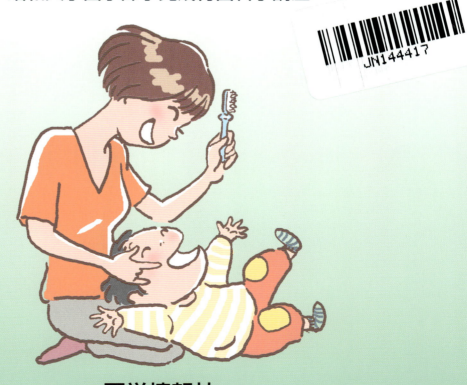

医学情報社

◆ はじめに ◆

　現在わが国では，少子化の進行や核家族化，地域のつながりの希薄化など，親子を取り巻く環境が大きく変化してきています．子どものむし歯はこの30年間で顕著な減少がみられますが，保護者の歯や口についての関心は高く，また多岐にわたっています．

　むし歯予防や歯の生え方，歯並び，噛み合わせ，口の癖などの問題は，わざわざ歯科医院を受診して相談するというよりは，歯科健診や各種の育児相談の場で出てくることが多く，「医療」というより「保健」としての対応が必要となるようです．

　「口の中から子どもの生活や育ちがみえる」といわれるように，子どもの歯や口の問題は，子どもの生活環境や育ち方と密接に関係しています．むし歯は減少したとはいえ，子どもの歯や口の問題がすべて解決したわけではなく，生活環境の変化が新たな問題を引き起こしているところもあります．子どもの歯や口の問題を通して親子の生活をサポートできるような相談・支援が必要とされています．

　この本では，子育て中の保護者や保育関係者からよく受ける質問について，その答え方や根拠をわかりやすくまとめてみました．子どもたちのこころと身体の健全な成育に，少しでも役立てば幸いです．

井上 美津子

もくじ

- むし歯は親から子にうつるのですか？ ― 6
- スポーツドリンクやヨーグルト飲料は
  むし歯をつくりやすいのですか？ ― 8
- 歯みがきは歯が生えてきたらすぐに始めたほうがよいですか？ ― 10
- 子どもが仕上げみがきを大変嫌がるのですが… ― 12
- 転んで歯が欠けてしまいました．どうしたらよいでしょうか？ ― 14
- 舌小帯異常といわれましたが，早い時期の手術が必要でしょうか？ ― 16
- 前歯が2つに裂けているようにみえますが大丈夫でしょうか？ ― 18
- 「反対咬合」といわれましたが，
  大きくなるまで治療はできないのですか？ ― 20
- 指しゃぶりをやめないと出っ歯になるのですか？ ― 22
- 歯がなかなか生えてこないので心配です ― 24
- 食べ物を口の中にためたままで上手に噛めず，
  なかなか飲み込めません ― 26
- なんでもかじってしまうので，歯が折れるのではないかと心配です ― 28
- 妊娠してから，歯ぐきが腫れたり出血したりするようになりました… ― 30
- 妊娠中の服薬や歯科治療の注意点を教えてください ― 32

COLUMN

- ミルクを飲みながら寝るとむし歯になりやすい？ ― 7
- 食後の歯みがきと酸蝕症 ― 9
- 子どもの口臭の原因と対策 ― 13
- うつぶせ寝と顎の発育 ― 17
- 歯周病と低体重児出産の関係 ― 31

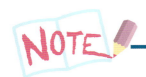

むし歯菌の伝播と糖分摂取のコントロール …………………………………… 7
酸性の飲料は摂取頻度や飲み方に注意……………………………………… 9
歯みがきの開始について……………………………………………………… 11
仕上げみがきについて………………………………………………………… 13
外傷による歯の破折は，早めに受診を……………………………………… 15
舌小帯の異常と対応…………………………………………………………… 17
癒合歯（歯の異常）は定期的にチェックを…………………………………… 19
乳歯が生え揃う3歳頃までは，噛み合わせは変化します………………… 21
子どもの発達と指しゃぶりへの対応………………………………………… 23
乳歯の生える時期と順序……………………………………………………… 25
食欲を育て，食形態を調整しながら咀嚼を促していきましょう…………… 27
なめたり，しゃぶったり，噛んだり，
　　かじったりという行動は発達の証拠………………………………… 29
妊娠による女性ホルモンの急増と歯肉炎…………………………………… 31
妊娠期の歯科治療とタイミング……………………………………………… 33

巻末解説
　① 歯の異常（小児期にみられやすい歯の異常）……………………………… 35
　② 口腔習癖（小児期にみられやすい口腔習癖）……………………………… 37
　③ フッ素について……………………………………………………………… 38

巻末付録
　抜歯時の注意事項／麻酔時の注意事項 ………………………………… 39

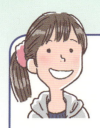

むし歯は親から子にうつるのですか？

　人が食べているものにとても興味を示すようになりました．むし歯菌の感染予防のために大人が口をつけたものは与えないようにしています．このまま続けていたほうがよいでしょうか？

むし歯は一種の感染症です．生まれたばかりの赤ちゃんの口の中にむし歯菌はいません．

　むし歯菌をはじめとした口の中の細菌は，出生後の生活の中で，身近な大人からおもに唾液を介して伝播※されます．むし歯菌は，いちばん身近で食事や世話をする母親から伝播されることが多いのですが，父親や祖父母や保育者，同年代の子どもから伝播が起こることもあるでしょう．

　あまり気にしすぎると，子どもとのスキンシップも少なくなって，子どもが疎外感を持ってしまうかもしれません．また，一緒の食事を楽しむ雰囲気が損なわれるかもしれません．周囲の人たちが口腔ケア（歯みがきなど）をきちんと行っていれば，唾液中の菌も少なくなるため，むし歯菌の伝播の機会も少なくなります．

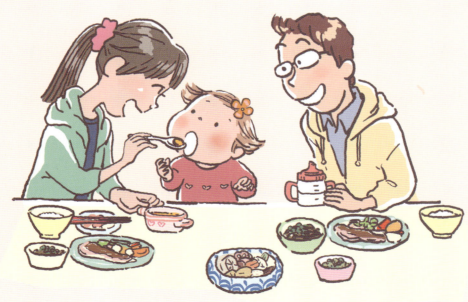

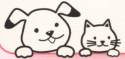

※伝播：伝わり広まること．広く伝わること．

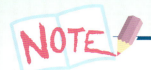

むし歯菌の伝播と糖分摂取のコントロール

　むし歯菌の伝播を避ければ確かにむし歯は防げるかもしれませんが，一般の病原菌の感染予防のように厳密に考えすぎると，日常生活がかなり制限されてしまいます．口移しで食べ物を与えることや，同じ歯ブラシを使うことは避けたほうがよいと思いますが，親と同じ皿の食べ物を与えることまで制限しなくてもよいのではないかと思われます．

　むし歯菌が口の中に入ってきたからといって，すぐにむし歯ができるわけではありません．砂糖を利用してむし歯菌は歯の表面に定着し（歯垢としてくっつき），食物中の糖分が歯垢に取り込まれるとむし歯菌が糖分を分解して酸をつくり，歯の表面からカルシウムやリンを溶出させます．この状態が長く続くとむし歯ができてしまいます．

　純粋な唾液の中に細菌はいませんが，口の中に溜まっているうちに細菌が唾液に混じります．また，むし歯菌が歯の表面に定着するにも，酸をつくって脱灰※を起こすにも，糖分（とくに砂糖）の存在が必要です．糖分摂取のコントロールや親子で口腔ケアをしっかり行って，むし歯を予防していきましょう．

COLUMN

ミルクを飲みながら寝るとむし歯になりやすい？

　1歳を過ぎると上の前歯が生え揃うため，母乳や人工乳，フォローアップミルクなどを飲みながら眠ってしまうと，そろそろむし歯の心配もでてきます．ミルクを飲まないと眠れないというのは，お腹がすいているというより，哺乳びんを欲しがっていることがほとんどです．

　赤ちゃんにとって「しゃぶる」行為は，入眠をスムーズにするものとして，寝つきの悪い子どもには見られやすいものです．1歳ぐらいのお子さんには，就寝時の指しゃぶり，おしゃぶりの使用や，母乳や哺乳びんを欲しがることはよくみられる行為です．

　母乳やミルクを飲みながら寝てしまうと，睡眠中は唾液の分泌が減少するため，母乳やミルクが口の中（とくに上の前歯の周り）にいつまでも残りやすくなります．ただし，砂糖の多い飲食物を摂らないうちは歯に汚れもつきにくく，歯みがきの習慣があれば授乳によるむし歯のリスクは低いです．また，哺乳びんをどうしてもやめにくい時は，麦茶などに替えてもよいでしょう．麦茶やお茶ではむし歯の心配はありません．

　ただし，寝るときのしゃぶる行為は習慣化しやすいので，月齢が進んだからといって自然にやめられるとはいいきれません．しばらくは見守りながら，やめる環境づくりをしていきましょう．

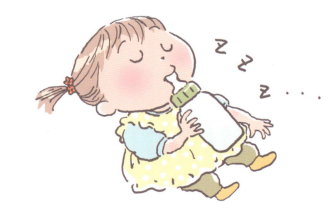

＊脱灰：口の中の酸が歯のエナメル質（歯の一番表面の組織）の内側からカルシウムやリン酸などを溶かし出し，初期虫歯の状態になること．

スポーツドリンクやヨーグルト飲料はむし歯をつくりやすいのですか？

2歳の女の子です．体調不良の時に脱水予防でスポーツドリンクを飲ませたら，お水や麦茶を飲みたがらず，スポーツドリンクばかり欲しがります．ヨーグルト飲料も好きです．これらはむし歯になりやすいのでしょうか？

頻繁に与えると，むし歯や酸蝕症の原因になります．

1日1回くらい，おやつの時に与えるだけでしたら，それほど問題はないでしょう．市販のスポーツドリンクやヨーグルト飲料は，そのほとんどがpH4.0以下の酸性の飲料であり，かなり糖分も含まれています．酸性の飲料を頻繁に飲んだり，哺乳びんなどで飲んでいると，歯の表面に酸が働く時間が長くなり，酸で歯が溶けやすくなります（酸蝕症）．また，飲料に含まれる糖分がむし歯菌によって分解されても酸がつくられ，むし歯の原因になります．酸性飲料を水代わりに頻繁に飲んだり，哺乳びんで飲んだり，寝る前に飲んでそのまま寝てしまったりすると，むし歯や酸蝕症が起こりやすくなるので気をつけましょう．

固形のヨーグルトも，pHはヨーグルト飲料と同様に低いのですが，食べる際にかたまりを舌で押しつぶして飲み込むので歯の表面に酸が働く時間は短めです．また無糖のヨーグルトを果物にかけたりしたものは，おやつとしても適当です．

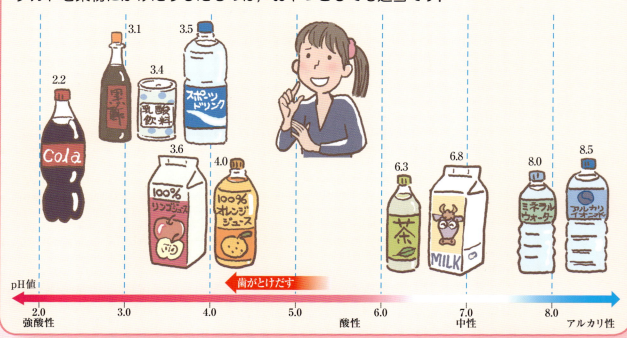

東京医科歯科大学大学院う蝕制御学分野による食品例）

酸性の飲料は摂取頻度や飲み方に注意

　炭酸飲料，乳酸飲料，スポーツドリンク（イオン飲料）などの市販の飲料の多くは，pH4.0以下の酸性の飲料です．オレンジジュースやリンゴジュースも酸性です．歯の表層のエナメル質は身体の中で最も硬い組織ですが，酸には弱く，pH5.4以下で脱灰（歯からカルシウムやリンなどのミネラル成分が溶け出すこと）が起こってしまいます．

　通常は，酸の刺激で唾液の分泌が高まるため，酸が歯の表面に働く時間は短いのですが，酸性飲料を頻繁に摂取したり，哺乳びんで飲んだり，寝る前に飲んでそのまま寝てしまったりすると，酸が働く時間が長くなって脱灰が起こりやすくなります．また，飲料に含まれる糖分が歯の表面のプラークに取り込まれることで，プラーク中の細菌による酸産生が起こり，これによっても脱灰が起こります．

　脱灰したエナメル質は，酸の産生が止まって唾液の働きなどで酸が解消すると，唾液中のカルシウムなどを再吸着して元の状態に戻ろうとします（再石灰化）．このように，酸が解消して再石灰化する時間が確保されれば問題はないのですが，酸がつくられ続けて脱灰が進行すると，歯はもろくなって強い力が加わると崩れて穴があいてしまいます．

　酸性飲料は，とり方に気をつけたいものです．頻繁に飲んでいると，酸によって歯が全体に溶けやすくなるばかりでなく，飲料の中の糖分がプラークにしみ込んでむし歯をつくってしまいますので要注意です．1日1回，おやつの時に与える程度でしたらそれほど問題はないと思いますが，のどが渇いた時に水代わりに与えることは，酸蝕症とむし歯の両方のリスクを高めますので，欲しがるからと安易に与えることは避けましょう．

COLUMN

食後の歯みがきと酸蝕症

　従来，歯みがき指導では「食べたらすぐみがく」ことが推奨されてきました．歯の表面に付着した汚れ（プラーク）の中に食物中の糖分が取り込まれると，プラークの中のむし歯菌が糖を分解して酸を産生し，その酸によってプラークのpHが下がると脱灰が始まります．通常は酸の産生が止まり，唾液の働きなどで酸が解消されると，プラークのpHは中性に戻り，再石灰化します．しかし，酸の解消までに30分程，ミネラル成分が歯に戻るまでには1時間以上かかるので，酸の産生を押さえて脱灰を防ぐために，食後すぐの歯みがきが推奨されていました．

　ところが最近，「食後すぐの歯みがきは歯をすり減らす危険があるので，食後30分経ってから歯みがきをしたほうがよい」と報道されて，保護者や幼稚園・保育園，小学校などで混乱が起こりました．

　食後すぐの歯みがきが歯をすり減らすのは「酸蝕症」のためで，むし歯とは違います．「酸蝕症」は強い酸が直接歯に作用して脱灰が起こるものです．強い酸が作用したあと，すぐに強い力で歯をみがくと，歯のすり減りが起こる危険があるというわけです．

　ただし，子どもが通常の食事で摂る程度の酸は，酸の刺激で唾液の分泌も高まるため，唾液の中和作用や緩衝作用で酸は解消しやすいといえます．一般的な食事では，歯みがきで歯が溶けることはまずありえないでしょう．それより食後歯みがきをしないでいると，細菌が糖から酸をつくって歯の脱灰を引き起こします．むし歯予防のためには，食後早めの歯みがきが効果的であると考えられます．

スポーツドリンクやヨーグルト飲料はむし歯をつくりやすいのですか？

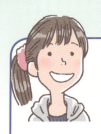

歯みがきは歯が生えてきたらすぐに始めたほうがよいですか？

　生後2カ月半の男の子です．口腔内の衛生とこれから生えてくる乳歯のために，舌と歯ぐきを濡れたガーゼで1日1回は拭いたほうがよいと聞きました．完全母乳で育てていますが，すぐに必要なケアでしょうか？

歯が生えないうちの口腔ケアは必須のものではありません．歯みがきの準備のための親子のふれあいと考えてはどうでしょうか．

　乳歯が生え始めるのは通常，生後6〜8カ月頃です．歯が生えるまでは積極的な歯みがきは必要ありませんが，生えてきたからと急に歯みがきをしようとしても赤ちゃんがうまく歯ブラシを受け入れてみがかせてくれるとは限りません．歯が生える前から，寝かせた状態で口の周囲や口の中をさわられることに慣らしておきましょう．

　まだ2カ月でしたら，最初のうちは手足をマッサージしてからお顔をしっかりさわり，口の周りをさわっていくことから始めればよいでしょう．顔や口の周りをさわられるのに慣れてから，口の中のケアを始めましょう．4〜5カ月頃にはできるようになるとよいですね．

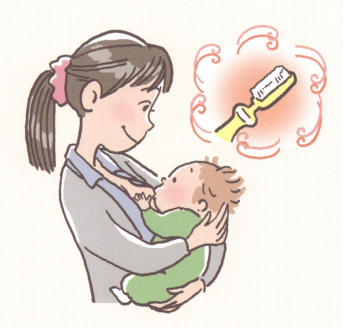

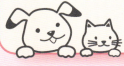

歯みがきの開始について

　乳歯が生えるまでは，むし歯予防のためのケアは必要ありません．ただし，歯が生えてきたからと急に口の中の清掃を始めたり，奥歯が生えてきたからと急に歯ブラシでゴシゴシみがいたりすると，子どもの受け入れ態勢が不十分なため歯みがきを嫌がることが多いようです．まずは習慣づけの意味で，歯ブラシに慣れさせ，ガーゼなどで口の中を清掃していけばよいでしょう．

　乳歯が生える前から，顔や口の周囲に触れられることに慣れるよう，遊びや体操などでスキンシップを図ります．機嫌のよいときに，膝の上に寝かせて手足のマッサージや，顔のマッサージをしながら口の周囲に触れていきます．口の周囲を嫌がらなくなったら，保護者のきれいな指で口の中を触ってあげます．指に湿らせたガーゼを巻いて歯ぐきや舌の表面を軽く拭いてあげてもよいでしょう．

　必ず毎日行わなければならないノルマと思わず，お母さんの気持ちや時間に余裕のあるときに，親子のスキンシップの一環としてお口のケアをするという程度でよいでしょう．手足のマッサージをしたり，顔や口のまわりをマッサージしたり，赤ちゃんがリラックスしてきたところで行いましょう．ただし，乾いたガーゼなどで強くこすると，舌の表面が傷ついてかえって汚れがたまりやすくなることもあるので，気をつけてください．最初は清潔にしたお母さんの指でさわってあげることから始めてもよいと思います．

　乳歯が生えてきても，下の前歯が生え始めのころはガーゼや綿棒で拭う程度で大丈夫です．前歯がしっかり生えてきたら歯ブラシを使い始めますが，最初は歯ブラシの感触慣らしから始めます．歯ブラシを歯と歯ぐきに軽く当ててみる（必ず保護者が軽く手を添える）など，歯ブラシの受け入れ態勢を整えてから少しずつ歯みがきを始めます．

　上の前歯4本が生え揃い，奥歯が生え始める1歳過ぎ頃までには歯ブラシを使ってみがく習慣がつけられるといいですね．むし歯菌の主体であるミュータンスレンサ球菌は，砂糖によりつくられた粘着性物質を介して歯に付着して口の中にとどまります．糖分の多い飲食物をとり始めて，奥歯が生え始めたあとは，歯の清掃の必要性が高まります．

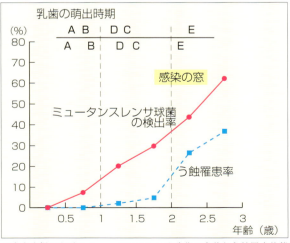

日本人小児におけるミュータンスレンサ球菌の定着とう蝕罹患状態
（Fujiuara ら，1991 および Caufield ら，1963 を改変）

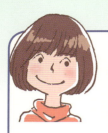
子どもが仕上げみがきを大変嫌がるのですが…

　前歯が生え始めた頃から嫌がる息子に仕上げみがきをしてきました．2歳になったいまでは，頑として口を開けなかったり私の指を噛んだり，お互いが強いストレスを感じています．子どもが楽しく歯みがきができるように努力はしていますが，まったく効果がありません．どうすれば歯みがきを好きになり，上手に仕上げみがきができるようになるのでしょう．

歯ブラシへの拒否が残っているうちは，ガーゼなどで清拭することから始めましょう．

　3歳を過ぎると言葉で説明しても理解ができるようになるので少しずつ慣れてくる可能性もありますが，2歳ではまだ難しいでしょう．

　むし歯予防は大切ですが，お子さんが一生歯みがき嫌いになるのも困ります．嫌なことはされないという信頼関係をつくっていくことが歯みがき上達への第一歩ですので，お子さんの拒否を軽減しながら，少しずつ歯みがきに慣らしていく対応が必要です．

　糖分の多いおやつや飲み物を控えて，ガーゼでの清拭などに戻してみるのも1つの方法です．また，うがいの練習を始めてもよいでしょう．食後に水やお茶を飲ませるだけでも，食べかすの解消は図れます．

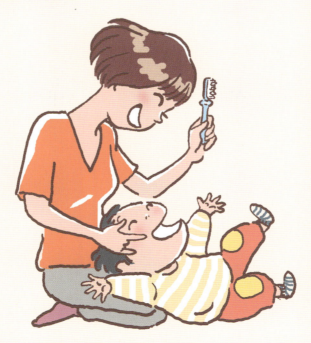

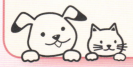

仕上げみがきについて

　小さいうちは「慣れ」や「受け入れ」が難しいお子さんもいます．無理やり実施される歯みがきに対して拒否が強くなった状態では，歯みがき好きになることは難しいかもしれません．

　身体のマッサージなど親子のスキンシップを図る一環として，お口のケアをするというイメージづくりができるといいですね．「あなたが大切だから，お口が健康に保てるようにケアしてあげたい」というお母さんからのメッセージは，きっとお子さんに伝わっていくでしょう．嫌なことはされないという信頼関係をつくることが歯みがき上達への第一歩です．

　まずはお母さんの意識を転換する必要があるでしょう．「どうしてもみがかなければ」という気持ちを捨てて，肩の力を抜きましょう．まだ甘味飲料や甘味食品を頻繁に食べる習慣がついていなければ，歯みがきを少し休んでもそうすぐにむし歯にはなりません．お子さんも少しは言葉がわかるようになってきていると思いますので，無理にはみがかないことをやさしく話して，仕上げみがきをやめてみてはいかがでしょうか．

　その間にも，親がみがくところを見せるなどして歯みがきは「みんなが行う大切な生活習慣」であることを伝え，食後は水やお茶を飲ませましょう．うがいの習慣を少しずつ始めてもよいでしょう．上手なブクブクうがいはまだ無理でも，2歳頃になると水を含んでためてから捨てることはできるようになります．そして，自分で歯ブラシを口に入れるきっかけをつくっていきます．自分で歯ブラシを入れられるようになれば，歯みがきがそれほど嫌なものではないことがわかり，みがかれることに対する抵抗感も減ってくるものと思います．

COLUMN

子どもの口臭の原因と対策

　口腔内で口臭の原因となるものは多く存在し，ニラ，ニンニク，納豆，チーズなど臭いの強い食品の摂取が多いのですが，寝不足や発熱時などの体調不良で口臭が出ることもあります．しかしこれらは一過性のものです．

　慢性的な口臭は，口腔由来の場合が多いようです．歯の汚れ（プラーク）や舌苔（舌の表面の汚れ）などが原因と考えられます．プラークが多くついていたり，歯石が付着していて，そのために歯肉炎が起きていると口臭が生じやすくなりますが，子どもの場合，成人の歯周病に比べると臭いは軽度です．むし歯でも，穴があいて食べ物がつまりやすくなったり，歯ぐきが腫れて膿が出るようになると口臭が出ることがあります．これらは，丁寧な歯みがき，舌みがきによって改善が図れます．

　また，歯みがきやうがいをして口の中が潤うと，一時的に臭いが減少する場合は，口腔乾燥との関連が考えられます．日常，口唇を閉じて鼻呼吸をしているかを確かめましょう．唾液が少ないか，口呼吸のために口の中が乾燥しやすいと，口臭が起こりやすくなります．鼻がつまりやすく口から呼吸することが多い子どもでは，口唇が閉じにくく，口腔乾燥が起こりやすくなります．就寝中も口呼吸だと，朝起きたときに口臭が強くなるようです．口唇を閉じにくい原因も様々ですが，鼻疾患がある場合は耳鼻科に相談し，癖で口呼吸になっている場合は口を閉じることを促していきます．歯並びなどの関係で口が閉じにくい場合は，歯科に相談しましょう．4〜5歳になれば，口唇閉鎖のためのトレーニングも可能になります．

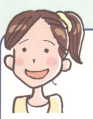

転んで歯が欠けてしまいました．どうしたらよいでしょうか？

2歳の男の子です．公園で遊んでいて，転んで歯をぶつけてしまいました．上の前歯の片方が斜めに欠けています．すぐに歯科を受診する必要がありますか？

欠けている部分が大きめでしたら，早めに歯科を受診したほうがよいでしょう．

1～2歳にかけては，一人歩きが始まり動きも活発になりますが，まだ歩き方もやや不安定で転びやすい時期です．また身体全体の中で頭部の比率が大きいため，頭から先に転びやすく，歯の外傷も多くなります．歯が欠けた場合，欠け具合で必要な処置が違いますが，見た目で歯が欠けているのが分かるような状態では，神経に近いところまで欠けていることも考えられるので，できるだけ早く歯科受診することをおすすめします．

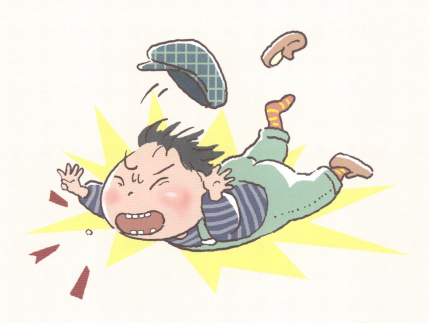

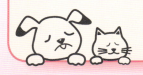

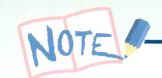

外傷による歯の破折は，早めに受診を

　乳幼児期はまだ乳歯を支える骨（歯槽骨）が弾力があって軟らかいため，歯が動揺したり，陥入したりという「脱臼」がみられることが多いようですが，強い衝撃が歯に加わると歯冠（歯の口の中に見えている部分）が欠けたり，歯根が割れたりする「破折」が起こります．

　歯が欠けた場合，どこまで欠けているかで対処が異なります．亀裂やエナメル質のみの破折の場合，そのまま経過観察するか，表層を接着性材料でカバーしたり，尖った部分を形態修正して様子をみます．

　やや大きく欠けていても，歯髄（歯の内部の神経や血管の入った部分）にまで達していなければ，歯髄を保護する薬剤をおいて歯を元の形に修復します．歯髄に達する欠け方の場合，破折面にピンク色の歯髄の一部が見えることが多く，この場合は神経の処置が必要になります．露出した歯髄から感染が起こらないうちの方が歯髄処置の予後が良好となるため，破折が大きい場合は早めに歯科受診してください．

　乳歯の場合，歯根の先の骨の中では永久歯が育っています．脱臼の場合は永久歯への影響をみるためレントゲン（エックス線）写真を撮ることが必須ですが，破折の場合も歯根の形成状態の確認や歯根破折などの異常がないか，永久歯の発育状態の確認などのためにエックス線写真を撮ってもらうとよいでしょう．

● どもの歯の外傷の分類とその対応

破　折
- ◆ 歯が欠けた（歯冠破折）：
  歯髄まで達していない ➡ 歯冠修復
  歯髄に達している ➡ 神経の処置（歯髄処置）後，歯冠修復
- ◆ 歯根が折れた（歯根破折）：
  動揺が軽度（根尖側での破折）➡ 安静にして経過観察または固定処置
  動揺が著しい（歯頚側での破折）➡ 抜歯

脱　臼
- ◆ ぐらぐらになった（動揺）➡ 固定処置
- ◆ 位置がずれた（転位）➡ 元の位置に戻して（整復）固定処置
- ◆ めり込んだ（陥入）：
  根未完成か軽度の場合 ➡ 経過観察して再萌出を待つ
  根完成後で著しい場合 ➡ 元の位置に戻して（整復）固定処置
  ＊矯正力により元に位置に戻す対応もある
- ◆ 抜けた（脱落）：
  脱落直後で歯の保存状態良好 ➡ 元の歯の位置に戻して（再植）固定処置
  時間が経過しているか歯の保存状態不良 ➡ 再植不能なため，傷が治癒してから保隙

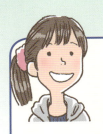

舌小帯異常といわれましたが，早い時期の手術が必要でしょうか？

　5歳の女の子です．歯科健診で「舌小帯短縮症（ぜっしょうたい）」ではないかといわれました．タ行やラ行が上手く発音できません．舌小帯を切除する手術を歯科医から勧められていますが，自費で行う治療とのこと．5歳の子どもに行っても危険のない処置なのでしょうか．

発音に明らかな影響があるようでしたら，就学前に手術を考えてもよいでしょう．

　タ行やラ行の発音は，4〜5歳には完成するため，それまででしたら様子をみます．舌小帯を伸ばす手術と舌を動かすトレーニング（筋機能療法（きんきのうりょうほう）ともいいます）は通常4〜5歳になると外来診療で行えます．発音があいまいだとお友だちとのコミュニケーションがうまくいかないことがあるので，就学前に手術を考えてもよいでしょう．

　舌小帯の手術は，小帯の付着異常が明らかならば保険が適用されます．ただ，手術の前後に舌の動きのトレーニングを行う場合には，自費になります．また，全身麻酔で手術する場合には入院に関する費用が自費になることもあります．どこの部分が自費なのかを確認されるとよいでしょう．

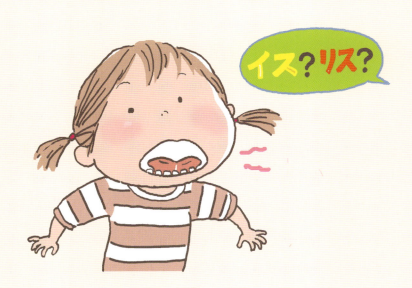

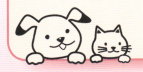

舌小帯の異常と対応

「舌小帯」というのは，舌の裏側にあるスジのことです．これが短い（舌小帯短縮症）と舌の動きが制限されます．この舌小帯が極端に短い場合や，舌の先端に付いていて舌の動きを妨げるようですと，機能的な問題が生じます．舌を使う発音（サ行，タ行，ナ行，ラ行など）が上手にできず，聞き取りにくかったり，幼児語がいつまでも残ったりということがあります．

舌小帯が短めでも，舌の動きでカバーされて機能的に問題がみられないこともあります．発音などが気にならなければ，必ずしも手術が必要とは限りません．舌を前に出すと中央がつれてハート状になったり，口を開いた状態で舌の先を上あごに付けられなかったりしても，多くの場合はそれほど明らかな機能障害を示さないようです．英語を覚える頃になってはじめて，うまく発音できないという問題が出てくることもあるので，長期的に経過をみていくことも必要です．

また，付着異常が著しい（舌癒着症（ぜつゆちゃくしょう）など）と舌を使っての哺乳が上手にできないことがあり，その場合は生後すぐに手術をする（スジの部分を切って舌が動きやすいようにする）こともありますが，これはごく少数です．舌小帯の手術については，低年齢では全身麻酔下での手術になりますが，年長児や学童期になって治療（注射による局所麻酔や切除・伸展手術など）に協力してもらえるようでしたら，外来でも手術が可能です．手術そのものは比較的短時間で行えるものなので，麻酔や出血管理（縫合）などの処置を適切に行えれば，危険のない処置です．

COLUMN

うつぶせ寝と顎の発育

うつぶせ寝については，乳児期ではSIDS（乳児突然死症候群（にゅうじとつぜんししょうこうぐん））との関連で捉えられることが多く，顎（あご）の発育との関係は年齢が上がってから検討されることが多いようです．

米国の小児科学会（AAP）が2006年に出したSIDS（乳児突然死症候群）予防のための提言の中では，「昼寝を含む就寝時には，常に乳児を仰臥位（ぎょうがい）（あおむけ）で寝かせる」ことや「斜頭症（けいとうしょう）の発生を予防するために，乳児が覚醒しているときにおとなが目を離さないようにしながら腹ばいにさせる」ことが推奨されています．軟らかな寝具にうつぶせ寝をさせることは，SIDSのリスクを高めると考えられています．

通常，乳歯の奥歯が生えるまでは，上下の噛み合わせが未完成なため，下顎の動きも比較的自由であり，また顎の関節の部分も平坦で自由度が高いといわれています．乳歯の奥歯が生えていない時期に，うつぶせ寝がどの程度顎の発育に影響するかを判断するのは難しいと思われます．

しかし，赤ちゃんは寝ている時間が長いため，うつぶせ寝で左右どちらか一方だけを常に下にしているという場合には，顎の発育への影響も考えられます．できるだけ固定した姿勢にならないよう寝かせるときには毎回頭の向きを変えるなど工夫してください．また，SIDSの予防のためばかりでなく，顎の発育のためにも，寝るときはあおむけがおすすめです．

うつぶせ寝は，どの程度の年齢からその影響が生じるかは不明です．奥歯が生え揃った後も長期間うつぶせ寝を続けると，顎の発育への影響が危惧されます．元気な子どもは寝ている間もいろいろ頭の位置を変えて動きますが，ずっとうつぶせ寝にならないよう気を付けてあげましょう．

舌小帯異常といわれましたが，早い時期の手術が必要でしょうか？

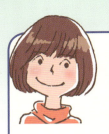
前歯が2つに裂けているようにみえますが大丈夫でしょうか？

　生後9カ月の男の子です．9カ月になる直前に下の前歯が2本，顔を出し始めました．1本は正常ですが，もう1本が細長く2つに裂けたように生えています．根の方まで分かれているのか，下のほうでつながっているのかも，まだわかりません．これは正常な発達でしょうか．

癒合歯というよくある歯の異常です．定期的に検診に行くとよいでしょう．

　このような歯は癒合歯(ゆごうし)といわれ，乳歯の前歯では比較的みられやすい歯の異常です．いまは急いで歯科を受診する必要はありませんが，歯の状態がもう少しよく確認できるようになったら一度歯科を受診して，ケアについてのアドバイスをもらい，生え替わりまで定期的に様子をみてもらうようにするとよいでしょう．裂けた部分がスジになっていると，汚れが溜まりやすく，むし歯のリスクが高くなったりします．また癒合歯の下の永久歯が何本あるかで，生え替わりの時に対応が必要になることがあります．

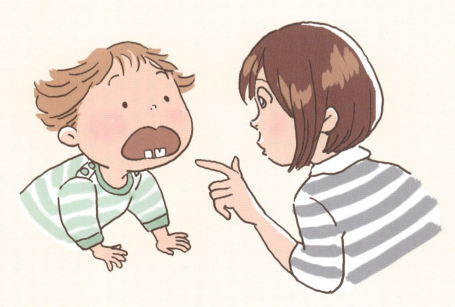

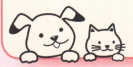

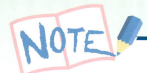

癒合歯（歯の異常）は定期的にチェックを

癒合歯は，もともとは2本だった歯がくっついた場合と，1本の歯の歯冠（口の中に出ている部分）が2つに分かれた場合とがあり，くっつき方も外側だけでついている場合と神経の部分（歯髄）までひとつになっている場合があります（下図参照）．

癒合歯は歯の発育異常ですが，そう珍しいものではなく，乳歯の時期の発現率は1～5％です．生えてきたからといって，特別な対応が必要なものでもないため，乳歯の時期はそのまま様子を見ていくことが多いのですが，接合部（2つになった部分）にスジなどがあると汚れが残りやすく，むし歯にもなりやすいので要注意です．

むし歯予防のためには，歯科医院で清掃法の指導を受けたり，フッ素を塗ってもらうとよいでしょう．接合部のスジの部分をうめておく処置をすることもあります．

また，癒合歯の下に永久歯がどのような状態で存在するかもチェックしておいたほうがよいでしょう．癒合歯の下の永久歯には先天欠如（せんてんけつじょ）がみられることも多いため，永久歯の生え替わりの時期にはレントゲン（エックス線）の写真を撮ってもらって，永久歯の数や発育状態を確認しておきましょう．

生え替わりのために乳歯の根が吸収され（なくなり）始めるのは4歳頃からですので，4～5歳になったら，レントゲン写真をとってもらうとよいでしょう．

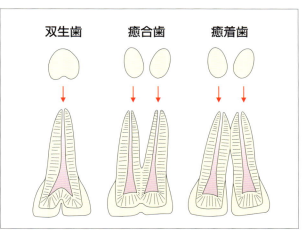

双生歯，癒合歯および癒着歯の模式図（Tannenbaum KAら，1963）

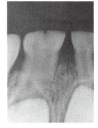

癒合歯のエックス線

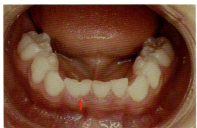

下顎前歯の癒合歯

前歯が2つに裂けているようにみえますが大丈夫でしょうか？

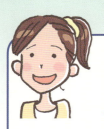

「反対咬合」といわれましたが，大きくなるまで治療はできないのですか？

　1歳6カ月児健診の歯科健診で，下の前歯が上の前歯を覆っている状態の噛み合わせ（反対咬合）だと指摘されました．このまま放置していてよいのでしょうか．笑ったりすると，下の歯が前に出てしまいます．ときどき下あごを突き出すようなこともしていて，顎がどんどん前に出てしまうのではないかと心配です．

乳歯の噛み合わせが安定する3歳頃までは，様子をみます．

　1歳6カ月ですと，最初の奥歯（第一乳臼歯）がすでに生えてきていて，一応前歯と奥歯の噛み合わせができてきますが，まだ噛み方は不安定です．下あごを前につきだして噛んだり，前歯で歯ぎしりをする子どももよく見られます．自分で上下の歯の噛み具合を確かめている行動とも考えられていますので，心配ありません．
　2歳を過ぎて一番奥の乳臼歯（第二乳臼歯）が生えて噛み合うと，乳歯での噛み合わせが安定します．その後も反対咬合のままなら，一度小児歯科か矯正歯科を専門としている歯科医院で相談してみるとよいでしょう．

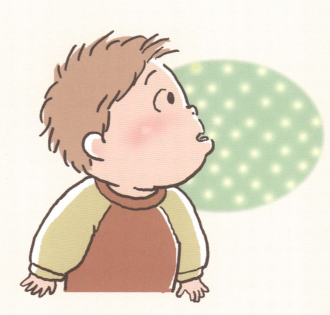

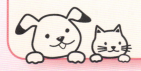

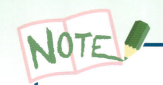

乳歯が生え揃う3歳頃までは，噛み合わせは変化します

　乳歯の生え始めは前歯からで，上下の前歯が出てくる頃には，下あごを突き出したり，上下の前歯で歯ぎしりをしたりという行動はみられやすいものなので心配いりません．上下の前歯の噛み具合を確認している行動と考えられています．また，1歳を過ぎて最初の奥歯（第一乳臼歯）が生えてくると，上下の奥歯で噛むことによって，上あごと下あごの噛み合わせができてきますが，まだ安定したものではありません．そのため，1歳6カ月児歯科健診では，噛み合わせの診断はしません．現状を指摘する程度と考えてください．すぐ対応する必要はないので，様子をみていきましょう．

　上下のあごがしっかり噛み合うのは，2歳を過ぎていちばん奥の第二乳臼歯が生えて噛み合った後の2歳半～3歳頃です．3歳児歯科健診では乳歯での噛み合わせも完成しているので，噛み合わせの診断が可能になります．1歳代で反対咬合の傾向のあった子どもが，第二乳臼歯が生えたら治っていた，という場合も少なくありません．

　乳歯の反対咬合は，あごの発育次第では永久歯に生えかわる頃までに自然に治ることもありますが，下の前歯の噛みこみが強くて上あごの前方への成長が抑制されそうな場合は，乳歯のうちに噛み合わせを治して（矯正治療して）おいたほうがよいこともあります．

　あごの成長の様子や子どもの治療への適応などをみながら，歯科医と相談して，永久歯の生え替わりまでに様子をみるか，積極的に噛み合わせを治すかを決めるとよいでしょう．

　ちなみに，あごの成長には遺伝的な要因の関与も高いので，両親のどちらかが反対咬合（下顎前突（かがく））だと，子どもにも反対咬合が発現しやすく，また自然には治りにくいようです．

　もしも矯正が必要になった場合には，むし歯予防のためにもお口のケアが大切です．日頃の歯みがきや規律性のある食生活を心がけましょう．

● 歯科健診でみられやすい乳歯列期の咬合異常

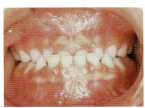
反対咬合

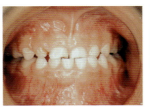
交叉咬合

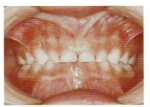
過蓋咬合

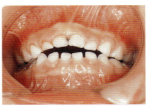
開　咬

「反対咬合」といわれましたが、大きくなるまで治療はできないのですか？

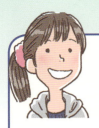
指しゃぶりをやめないと出っ歯になるのですか？

2歳半になりましたが，まだ指しゃぶりがやめられません．指しゃぶりは歯並びに悪い影響があると聞きましたが，歯科矯正は費用もかかるし，なるべく避けたいのですが．いまからでも指しゃぶりをやめれば大丈夫ですか？

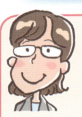
長時間の指しゃぶりや，強い力で指をしゃぶっている子どもに問題が生じやすくなります．

通常，乳歯列の噛み合わせの判断は，乳歯の奥歯が生え揃う2歳半から3歳以降に行います．それまではあまり心配せずに様子をみてもよいでしょう．

4～5歳まで長時間の指しゃぶりが続くと，上の前歯が突出したり（上顎前突<ruby>じょうがくぜんとつ</ruby>），奥歯で噛んでも上下の前歯が噛み合わなくなったり（開咬<ruby>かいこう</ruby>），上あごが狭くなって奥歯の噛み合わせがずれたりすること（交叉咬合<ruby>こうさこうごう</ruby>）が多くなります．

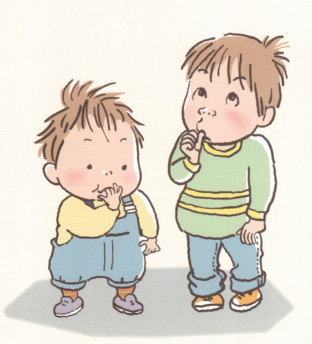
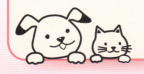

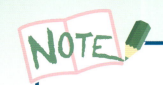

子どもの発達と指しゃぶりへの対応

● **発達の過程として考えて，あせらずに**

　赤ちゃん時代の指しゃぶりは手と口の協調運動の発達を促すものと考えられています．また，歯が生え始めた時にも口の中に違和感があるので，指を口に中に入れることが多いようです．1歳を過ぎて，言葉が話せるようになり，歩けるようになって外遊びができるようになったら，指しゃぶりの頻度をできるだけ減らしていきましょう．指しゃぶりのかわりにおしゃぶりを，と考える必要はありません．清潔なおもちゃなどを用意して口遊びをしっかりやらせてあげましょう．指しゃぶりは3歳過ぎたらやめられるように，少しずつ頻度を減らしていきたいですね．それには子どもの生活状況を見ながら，体を使って遊ぶ環境づくりや親子でのおしゃべりやスキンシップを増やして，しゃぶっている時間を減らすような対応を考えてみましょう．3歳を過ぎて本人が納得したうえなら，手袋などを用いてしゃぶりにくくする方法もあります．

● **嚙み合わせへの影響**

　指しゃぶりの歯ならびや嚙み合わせへの影響は，乳歯の奥歯が生え揃う3歳頃から現れやすくなります．歯ならび，嚙み合わせへの影響の出方は，しゃぶる指の種類（親指か他の指か）やしゃぶり方，しゃぶる力の強さなどで異なり，またしゃぶっている時間の長さによっても違ってきます．指しゃぶりが4〜5歳まで続くと，上の前歯が突出したり（上顎前突），奥歯で嚙んでも上下の前歯が嚙み合わなくなったり（開咬），上あごが狭くなって奥歯の嚙み合わせがずれたり（交叉咬合）することが多くなります．乳歯のうちなら，指しゃぶりをやめることで自然に改善がみられることも多いのですが，口唇閉鎖不全（日常的に口が閉じていない）や舌癖（ぜっへき）（前歯の隙間に舌を突出させる癖）などを伴うと，治りにくいようです．

　指しゃぶりのときに頬の力が奥歯の外側からかかることによって上あごの歯列弓（歯ならびのアーチ）が狭くなり，下あごの奥歯がずれて嚙み合う交叉咬合になると，その程度にもよりますが，自然に治るのが難しいことが多いようです．程度が軽く，正常な嚙み方もできるようなら，指しゃぶりをやめて嚙み方に気をつけていくことで改善が可能でしょう．しかし，強い力でしゃぶっていて上あごがかなり狭くなっていると，そのままで正常な嚙み合わせに改善することは困難です．

● **嚙み合わせの治療について**

　治療の開始時期については，お子さんの嚙み合わせの状態や治療への理解や協力が得られそうかをみながら時期を選びます．乳歯のうちに上あごを拡げて嚙み合わせを改善する場合もありますし，永久歯の生え替わりまでは経過をみていく場合もあります．上あごを拡げる治療などは，矯正の一部なので保険はききません．上下のあごの関係は遺伝的な要因が大きいものでもあります．もし保護者のどちらか，または両方に上あごの前突がみられるようでしたら，お子さんもその可能性を持っていると考えられます．遺伝的要因があると，発育の様子を見守るだけでは改善しないので，時期をみて専門的な相談をしましょう．費用についても相談してみてください．

指しゃぶりをやめないと出っ歯になるのですか？

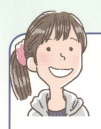
歯がなかなか生えてこないので心配です

歯の生える順番が気になっています．歯の生える時期が遅く，1歳になっても上の前歯が4本，下の前歯が2本しか生えていません．前歯が2本生えたあとに3本目と4本目は同時に生えてくると聞いて心配になりました．

生える時期や順序に個体差は大きいものです．最初に乳歯が生え始める時期も，生後4カ月頃から1年頃までの幅があります．

乳歯の生える時期については，平均萌出時期の前後3〜4カ月くらいの幅があります．質問の範囲なら正常です．また，生える順序もさまざまです．下の真ん中の2本，上の真ん中の2本，上の両脇の2本，下の両脇の2本という順に生える子どもの割合が最も多いのですが，上の歯から先に生えてくる子どももいれば，脇の歯から先に生えてくる子どももいますし，それらはすべて正常範囲といえます．さらに，左右の2本が同時に生えてくる子どももいれば，左右で1カ月くらいの差がみられることもあります．

無歯期・乳歯列期と交換直前まで

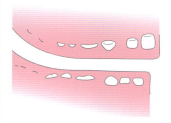
出生時

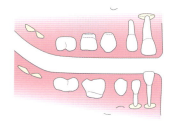
9カ月（±2カ月）

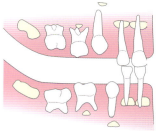
18カ月（±2カ月）

白色の歯：乳歯
クリーム色の歯：永久歯

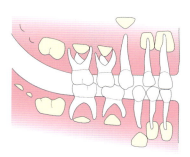
3歳（±4カ月）

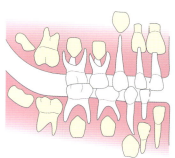
6歳（±9カ月）

日本人小児の歯列・咬合の発育図表（日本小児歯科学会，1988を改変）

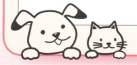

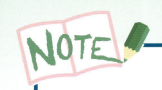

乳歯の生える時期と順序

　乳歯は生後6〜8カ月頃から生え始め，1歳までに上下の前歯が4本ずつ（合計8本）生え，1歳3カ月くらいで最初の奥歯（第一乳臼歯）が生え始めるのが平均的です．1歳までに1本でも生えてきているようでしたら，とくに問題はないでしょう．

　生える順序についても，下の真ん中の歯（乳中切歯）から生え始めるのが最も一般的ですが，上の歯から生え始める子や，わきの歯から生え始める子などさまざまで，例外的な子が2割程度はいるため，とくに異常ではありません．わきの歯が生えてから，次いで真ん中の歯が生えてくれば問題ありません．

　ただし，前歯が生えないうちに奥歯が生えてくるというのは，生え方の異常です．前歯が先天欠如（せんてんけつじょ）の場合もあるので，歯科受診をお勧めします．また，1歳をすぎても全く歯が生えず，歯ぐきに膨らみも認められない場合も歯科受診してエックス線写真などで検査してもらうとよいでしょう．1歳6カ月で公的な歯科健診もあるので，生え方が心配な場合はそのとき相談してみて，必要と判断されたら歯科を受診することにしても，とくに問題はないでしょう．

　出生時に生えていたり，生後1カ月以内に生える歯は，先天歯（せんてんし）といって0.1％くらいの赤ちゃんに見られますが，哺乳にも障害となることがあります．

　乳歯の数や形の異常がみられた場合は，永久歯への生え替わりまで経過をみる必要があります．乳歯の下で育っている永久歯の状態によって，乳歯から永久歯への生え替わりなども変わってくるので，3〜4歳を過ぎたらかかりつけの歯科医院で診てもらいながら，下の永久歯の状態をエックス線写真で調べてもらいましょう．生え替わりのときに乳歯の根がうまく吸収されていなければ，乳歯を抜いてもらうなどの対応が必要になることもあります．

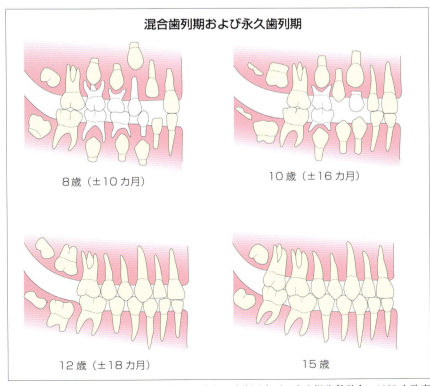

混合歯列期および永久歯列期

8歳（±10カ月）　　10歳（±16カ月）　　12歳（±18カ月）　　15歳

日本人小児の歯列・咬合の発育図表（日本小児歯科学会，1988を改変）

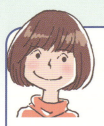

食べ物を口の中にためたままで上手に噛めず，なかなか飲み込みません

　2歳の男の子です．もともと食が細く，食べ物の好き嫌いの多い子で苦労してきました．ヨーグルトやシチューなど柔らかくて食べやすいものばかり好むせいか，保育園の先生から食べ物を丸のみしてしまうと指摘され，大変ショックを受けました．これから噛む力をつけさせることができますか．

まだ心配する必要はありません．噛む力（咀嚼力）は乳歯の奥歯が生え揃う3歳頃までの間に，徐々に獲得される能力です．

　咀嚼機能は乳歯の生え方に応じて発達し，3歳頃までに獲得されるものです．食が細かったり好き嫌いの多い子どもでは，食事に意欲がないことが多く，食べやすい噛まなくてもすむ食形態のものを好む傾向があるようです．

　生活リズムを整えたり，外遊びを増やしたり，おやつや飲み物を控えたりして，おなかを空かせて食卓に喜んで向かっているかどうかを，みてみましょう．うまく噛めないで丸のみしているようでしたら，少し噛みやすい食形態に調整したり，噛みつぶしやすい煮野菜などをやや大きめにカットして与えてみてもよいでしょう．

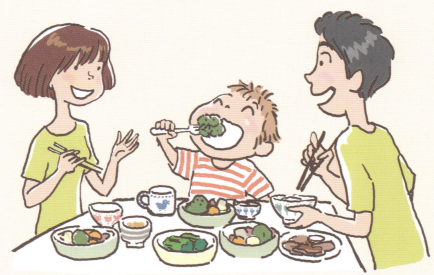

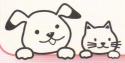

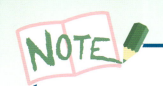

食欲を育て，食形態を調整しながら咀嚼を促していきましょう

● **噛まない，飲み込まない理由(わけ)**

「口の中にためたままなかなか飲み込めない（飲み込まない）」という訴えは，そう珍しいものではありません．1歳頃は，まだ固形食を噛んで処理する咀嚼の能力が十分に育っていないので，ちょっと食べにくいものだとためて飲み込めない食べ方がみられるようです．また，2～3歳を過ぎると，機能的に飲み込めないというより，食べる意欲が少ないために，ためて飲み込まないという食べ方が多くみられるようになります．

口の中に食べ物をためる食べ方は，生活リズム（睡眠時間や食事の規律性など）や遊びによるエネルギーの発散状況などさまざまな要因と関連があり，また哺乳習慣が続いていたり，間食や飲料の摂取が多かったりして，食事のときに食欲がわかないことが原因になったりもします．

● **食べたくなるように，食べやすいように**

子どもによっては，親に注視されたり，食べ方をいろいろ指示されたり，自分が食べられそうもない量の食事を出されただけでも食欲を失ってしまうことがあるようです．お母さん自身が楽しんで食べる様子をみせながら，「おいしいね」「これはおいしいよ」などと声かけをしてあげてください．そのうえで，どんな食形態のものならうまく食べられ，食べにくいものは何かをみきわめて，食形態の調整をしていきましょう．

2歳ではまだ奥歯が生え揃っていないので，食べにくい食品（生野菜や繊維の強い野菜・肉など）が多いです．咀嚼力をつけるためには，野菜や肉・魚は細かく刻むより，柔らかく煮たり，つなぎと混ぜて（トロミをつけたり団子状にして）形を大きめにしたものを自分でかじりとらせるほうが適しています．たとえば，まずシチューの具材を少し大きめにして，前歯で噛み取らせたり，奥歯でつぶすことを覚えられるようにしてみましょう．前歯を使って噛みとり，舌と上顎（口蓋部）で食べ物の大きさや硬さを感知することで，脇のほうに送って奥歯を使って噛むことを練習していきましょう．

ただ，なかにはもともと少食の子どももいるので，体重が少しずつでも増加しているなら，量にこだわらず食べきれる量を用意するのも一案です．

最近は月齢ばかりでなく，「個々のお子さんの発達に合わせて」と考えて対応する保育園もありますが，集団での食事でそれぞれの子どもに合わせた食形態の食事を用意するのは困難です．家庭で大きめの野菜をもぐもぐ，噛み噛みしたり，手づかみで大きめの食べ物を口に運んで前歯を使って噛みとって，ひと口量を覚えたりという練習をして，園での食形態アップに備える，と考えてみましょう．

機能の発達途上にはいろいろなことがあるので，お母さんも余裕を持って長い目でみていくことが必要です．

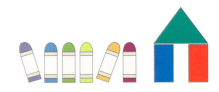

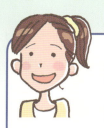
なんでもかじってしまうので，歯が折れるのではないかと心配です

　10カ月の女の子です．家中のものをかじって傷だらけにします．木の机やスチール製の椅子など，硬ければ硬いほど固執するようにかじっています．おもちゃを与えても，かじる以外の遊び方をしないので，口の中にトラブルが起きるのではと心配しています．どうすればやめさせることができるでしょうか．

赤ちゃんの噛む行動には意味があります．あまり心配しすぎないでください．

　赤ちゃんはいろいろな大きさ，硬さのものを噛みながら，噛んだときの感触を学習していると考えられます．

　いろいろなものを噛んで噛み具合を確かめることにより，赤ちゃんはその後，食べ物を噛み切ることを覚えたり，噛む力をコントロールすることを覚えていき，また一度に口の中に入れる食べ物の量（ひと口量）なども覚えていったりします．乳歯がすっぽり入りそうな危ない玩具は避けて，噛み遊びを見守ってあげてください．

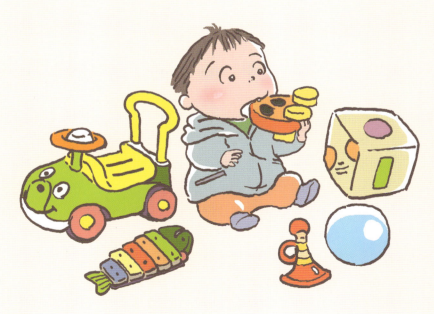

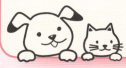

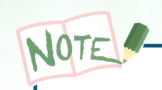

なめたり，しゃぶったり，噛んだり，かじったりという行動は発達の証拠

● **自然な過程**

　乳児期は，手に触れたものを何でも口に持っていくのが特徴ともいえます．乳歯が生える前はなめたり，しゃぶったりしますが，歯が生えてからは噛んだり，かじったりという行動に移行します．この時期，最も感覚が鋭敏な口を使ってものを確かめようとしていると考えられます．ものをかじるという行動は，上下の前歯が生えてきた時期によくみられる行動で，新しく生えてきた歯を使って噛んだ時の感触を学習していると思われ，これは発達の自然な一過程ともいえます．また，上下の前歯が生えてくると，歯ぎしりがさかんになる赤ちゃんもいます．これも上下の歯の当たり具合を学習しているものと解釈されています．

● **危険なものは手の届かないところに**

　しゃぶったり，かじったりする行動が，癖として定着してしまうかどうかは，子どもの気質（性格）や生活環境によってかわります．指しゃぶりもそうですが，しゃぶることに興味がでたとき，暇なときにはしょっちゅうしゃぶっている子から，少ししゃぶってすぐにあきてしまう子まで，さまざまです．とはいえ，硬いものでも何でもかじってしまうのでは，保護者としては心配でしょう．しかし，赤ちゃんはいろいろなものを噛みながら力の調節を覚えていくので，自分で噛む力で歯が折れてしまうことはあまり考えられません．痛みを感じるほど強く噛むと，そこで止めることも覚えていくものと考えられます．

　ただ，歯が入りこむような玩具（金属製の乗り物など）は危険です．また，つかまり立ちなどをしながら玩具を噛んでいて，転ぶことのないよう気をつけましょう．赤ちゃんには安全なものと危険なものを選び分ける能力がないので，口に持っていくものの安全性には十分注意し，家具も噛んで危ないものには近づきにくいような工夫をしましょう．

● **ほかの遊びで楽しく**

　また，親の心配が子どもの行動を持続させてしまう可能性もあります．お母さんがはらはらしながらみていたり，心配して声かけしたりすることが，子どもにとっては親の注目を浴びていると解釈されているかもしれません．かんしゃくを起してぐずりやすいことがあると，育児疲れもあるでしょうが，外に連れ出したり，手を使う遊びなどを一緒にしたりしながら，あまり気にしすぎないようにしましょう．お母さんが心配そうな顔をすると子どもも気分が落ち着かずに噛む行動などに執着することもあるので，なるべく笑顔で接するよう心がけてください．

　1〜2歳になっても噛み癖が続いている場合は，一緒におしゃべりをしたり，本を読んだり，外遊びに誘ったり，手や口を使った遊びをして，噛むことよりも楽しいことを探してください．なぜやめなければならないのかがわかる年齢ではないので，「やめなさい」という言葉かけだけでは一時的にやめてもすぐに戻ってしまうでしょう．気分を変え，ほかの遊びに誘うなど興味の対象を広げてあげるほうが得策です．

なんでもかじってしまうので，歯が折れるのではないかと心配です

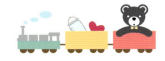

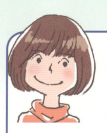

妊娠してから，歯ぐきが腫れたり出血したりするようになりました…

　妊娠してからときどき，歯みがきをしなくても出血することもあります．この症状は，妊娠と関係がありますか．何か病気によるものではないか，どこか悪いのではないかと，心配でなりません．また，歯周病があるとおなかの子に影響はありませんか？

妊娠中は，ホルモンの変化で歯ぐきが腫れやすくなります．また，重度の歯周病は早産のリスクを高めるというデータもあります．

　妊娠中は口の中にさまざまな変化がみられやすくなります．歯ぐきが腫れやすい，出血しやすい，口の中がネバネバする，歯がしみるなどの症状が出やすいようです．これは，妊娠による女性ホルモンの変化やつわりによる食生活・歯みがきなどの生活習慣の変化が原因となっているものと考えられます．

　歯肉炎は，出産後にホルモン分泌が元に戻ると改善しやすいものですが，歯周炎に進んでひどくなると，早産（低体重児出産）のリスクが高まるというデータもあります．安心して出産を迎えるためにも，歯周炎の重症化は防ぎたいものです．

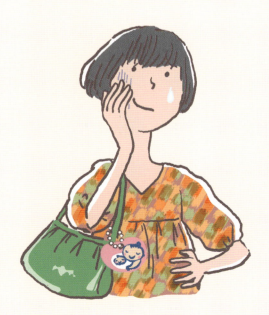

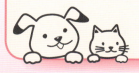

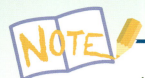

妊娠による女性ホルモンの急増と歯肉炎

　妊娠して女性ホルモンが急増すると，歯肉の反応性が高くなったり，女性ホルモンを好む歯周病細菌が増えて，歯肉の炎症が起こりやすくなります．また，唾液が酸性になって口の中がネバネバしやすくなります．さらに，つわりで食事の好みが変化したり，空腹を避けるため食事（間食）の回数が増えたり，吐きやすいので歯みがきが十分にできなかったりすると，口の中の衛生状態も不良になり，歯肉炎がひどくなることがあります．

　女性ホルモンの変化による歯肉の炎症や腫れは，出産後にホルモンが元に戻ると症状も治まってきます．しかし，腫れて出血しやすいと歯みがきをするのが怖くなったり，腫れているため汚れを落としにくかったり，つわりで歯みがきがうまくできなかったり，ちょこちょこ食べるため歯みがきが追いつかなかったりすると，歯の汚れや歯石が原因の歯周病も起こってきます．

　歯周病といっても，歯肉が腫れたり出血するという歯肉炎だけでなく，歯肉の慢性炎症のために歯を支える骨（歯槽骨）まで下がってしまい，歯が動揺したり膿が出るという歯周炎になってしまうと，いろいろ問題も出てきます．とくに，妊婦の中等度・重度の歯周炎は早産（低体重児出産）のリスクを高めるというデータも出ています．歯周炎の重症化を防ぐためには，できるだけきちんと歯みがきをすることと，専門的な歯の清掃（クリーニング）や歯石の除去を行うことが望まれます．

　行政で行っている妊婦歯科健診などを利用して口の中の状態をチェックしてもらったり，かかりつけの歯科に相談して安定期のうちに歯のクリーニングや歯石をとってもらうことなどをお勧めします．そして，気分の落ち着いているときに少しずつでも歯みがきをすることで，歯肉炎を悪化させないようにしましょう．

COLUMN

歯周病と低体重児出産の関係

　歯周病が早産のリスクを高めるメカニズムについては歯周病原菌や，その歯周病原菌の刺激によってつくられた炎症性物質（プロスタグランジンE_2）が関与していると考えられています．

　この物質は経口陣痛促進剤として用いられることもあり，これらの炎症性物質の上昇が好ましくないことがわかります．

　P.gingivalis, T.denticola, P.intermedia, A.actinomycetemcomitans などの歯周病原菌が，妊婦の口腔内と同時に胎盤からも検出されたという報告があり，これらの歯周病原菌が胎盤で炎症を起こすことによって早産のリスクを高める可能性が示唆されています．

　妊娠性高血圧腎症の患者さんの胎盤や羊水では，健康な妊婦の胎盤と比較して多量の歯周病原菌が検出されたことも報告されています．

　今後は早産の予防だけでなく，妊婦の安全を考えるという視点からも，歯周病の管理が重要であると思われます．

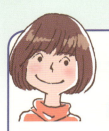
妊娠中の服薬や歯科治療の注意点を教えてください

妊娠5カ月です．むし歯が急に痛み出し，以前，歯科クリニックで処方されていた鎮痛剤を飲みました．飲んでから，胎児に何か影響があるのではないかと心配になりました．また，出産までにむし歯がさらに悪化してしまうのではないかと心配です．妊娠中に歯科治療を受けても問題はないでしょうか．

歯科治療は，妊婦自身の体調と胎児への影響を考えて治療の時期を選ぶ必要があります．

歯科で用いられる抗菌薬や鎮痛剤は比較的安全に使用できるといわれていますが，そのなかでも安全性の高い薬剤を選んで用いることが望まれます．また，歯科治療についても，むし歯が痛いまま出産まで待つのは苦痛ですし，妊娠後期になるとお腹も大きくなって治療を受けるのも大変になりやすいので，比較的体調が安定している妊娠中期（5〜7カ月）くらいに治療を受けるとよいでしょう．

通常の歯科のレントゲン撮影や麻酔では，胎児への影響は少ないものです．受診時に妊娠中であることを伝えておけば被曝量の多いレントゲンは使いませんので大丈夫です．

	妊娠前期	妊娠中期	妊娠後期
レントゲン（エックス線）	通常の歯科用エックス線写真なら被曝量は少ないので問題はないでしょう．鉛のエプロンで防護すれば，さらに安心		
抗菌薬や鎮痛剤	用いて問題のない薬剤もありますが，できるだけ避けたほうが無難	安全性の高い薬剤を選んで使用するとよいでしょう	
麻酔	局所麻酔は通常の使用量なら問題ない．血管収縮剤のフェリプレシン※は避ける（分娩促進作用があるもの）		
治療に対する注意事項	体調にあわせて，負担の大きい処置は避ける	ほぼ通常の歯科治療が可能	仰臥位性低血圧症候群を起こしやすいので治療時の体位を注意する

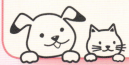

※フェリプレシン（一般名）はシタネスト・オクタプレシン®に含まれている

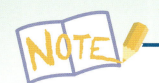

妊娠期の歯科治療とタイミング

　服薬の胎児への影響については，胎児の器官が発生・分化する妊娠初期が最も注意が必要な時期といわれています．それ以降リスクは低下しますが，安全性の高い薬剤を選ぶ必要はあるでしょう．妊娠中は薬物の吸収や代謝がそれまでと異なり，薬物の処理・排泄能力も低下することから，少量で薬効が発現したり，作用の持続時間が延長したり，副作用が発現しやすいことがあるので，服用量や服用期間などにも配慮が必要です．妊娠していることを歯科医師に伝えて配慮してもらい，心配だったら産科の主治医に相談するとよいでしょう．

　歯科のレントゲン（エックス線）写真の撮影は，適切な診断や治療を行うために必要なものです．撮影部位が子宮から離れているので，防護用のエプロンを着用すれば胎児への危険はほとんどないでしょう．また，最近のデジタルエックス線写真装置では，被曝量がさらに低くなっているので心配ないでしょう．ただ，CTなどは線量がやや高くなります．妊娠中であることを告げて，必要性があるかどうかを相談しましょう．

　歯科麻酔についても，通常の歯科治療で用いられる局所麻酔薬は使用量も限られており，局所で吸収・分解されるため，胎児への影響は心配しなくていいでしょう．また，局所麻酔に添加されている血管収縮剤も，通常の使用量では問題ないとされていますが，血管収縮剤の中には妊娠中は避けた方がよいものがあるので，歯科医師と相談しましょう．痛みをがまんして歯科治療を受けることのほうが負担は大きいと思われます．

　ただし，過去に歯科麻酔薬の注射で何かトラブルがあった場合は，その旨を話して相談し，状況によっては麻酔なしで応急処置のみ行って，出産後に改めて治療方法を検討したほうがよいかもしれません．

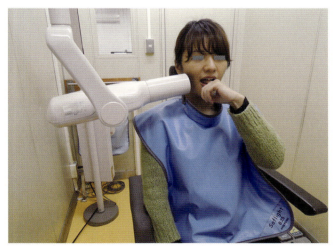

防護用エプロンを着用しエックス線写真を撮影している様子

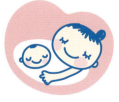

巻末解説①

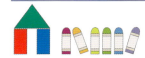

歯の異常（小児期にみられやすい歯の異常）

- **過剰歯**：歯の発時期に過剰に形成された歯で，上顎前歯部にみられやすい．上の前歯の正中離開や歯列不正の原因となりやすい．

  対処 生えてきた過剰歯は，通常抜去する．埋伏している（骨の中にもぐっている）場合は，時期をみて摘出する．

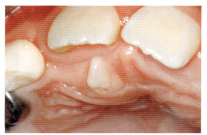 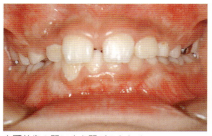 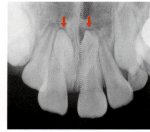

上顎前歯の裏側に生えてきた過剰歯　　上顎前歯の間にすき間がみられる　　エックス線写真で過剰歯が2本確認される

- **先天欠如歯**：歯が形成されずに欠損したもの．上下の前歯部にみられやすく，乳歯よりも永久歯に発現しやすい．歯列の空隙や噛み合わせの異常を招くことがある．

  対処 乳歯ではそのまま様子をみることが多い（永久歯も欠如しているかどうかをエックス線写真でチェックする）が，多数歯の欠如の場合は義歯を作製する．永久歯では歯並びや噛み合わせの状態をみて，矯正または補綴処置などを行う．

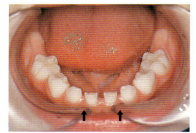 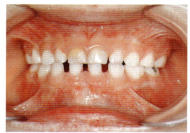 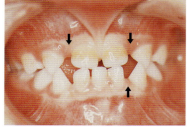

下顎前歯（側切歯）2本が先天欠如　　下顎の歯列に空隙がみられる　　上顎両側側切歯と下顎の右側側切歯が先天欠如

- **癒合歯**：2本以上の歯が互いに癒合したもので，乳歯にみられやすい．乳歯では永久歯との生え替わりで問題が生じることがあるので，エックス線写真により後継永久歯の歯数を確認しておくことが望ましい．また癒合部がむし歯になりやすい．

  対処 癒合部の予防処置を行う．乳歯で生え替わりの時に歯根吸収不全がみられる場合は抜去する．

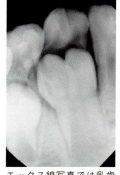 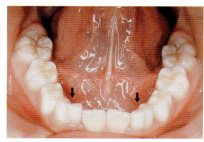 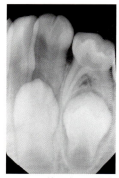

エックス線写真では乳歯の癒合歯の下も永久歯が癒合している　　下顎の乳歯（側切歯と犬歯）が癒合している　　エックス線写真では乳歯の癒合歯の下の永久歯は1本（犬歯のみ）しかみられない

- **矮小歯**：歯が通常より小さく，円錐状または栓状になっているもの．隣の歯との間に空隙ができやすく，審美的な影響が出やすい．

  > 対処 乳歯ではそのまま経過観察する．永久歯の場合は，萌出が完了したら歯冠の形態修復を行う．

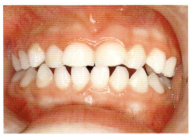
下顎の乳切歯が円錐状を呈している

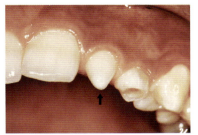
上顎の乳側切歯が円錐状を呈している

- **エナメル質形成不全歯**：歯の形成期に全身的（栄養不良や全身疾患など）または局所的な障害（先行乳歯の重症むし歯や外傷など）が加わったことで，歯の表層のエナメル質の形成異常を生じたもの．表層が一部欠損（減形成）する場合と，石灰化が不全となり白斑や黄色・褐色斑を生じる場合がある．むし歯になりやすい．

  > 対処 むし歯などに気を付けてそのまま様子をみるか，歯質の欠損が著しい場合は修復処置により形態回復を図る．

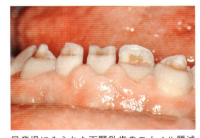
早産児にみられた下顎乳歯のエナメル質減形成

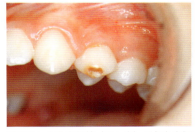
重症化した乳歯齲蝕（むし歯）が永久歯胚に感染して形成不全が生じたもの

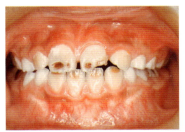
1歳頃の全身疾患により永久歯に生じたエナメル質減形成

ヒトの歯の発育時期と経過 (Schour I and Masssler M. 1940)

	歯種	歯胚形成	石灰化開始	歯冠完成	歯根完成	根吸収開始
乳歯	中切歯	胎生7週	胎生4〜4.5月	1.5〜2.5月	1.5年	4年
	側切歯	胎生7週	胎生4.5月	2.5〜3月	1.5〜2年	5年
	犬歯	胎生7.5週	胎生5月	9月	3.25年	7年
	第一乳臼歯	胎生8週	胎生5月	5.5〜6月	2.5年	8年
	第二乳臼歯	胎生10週	胎生6月	10〜11月	3年	8年
永久歯	第一大臼歯	胎生3.5〜4月	出生時	2.5〜3年	9〜10年	
	中切歯	胎生5〜5.25月	3〜4月	4〜5年	9〜10年	
	側切歯	胎生5〜5.5月	10〜12月 3〜4月	4〜5年	10〜11年	
	犬歯	胎生5.5〜6月	4〜5月	6〜7年	12〜15年	
	第一小臼歯	出生時	1.5〜2年	5〜6年	12〜13年	
	第二小臼歯	7.5〜8月	2〜2.5年	6〜7年	12〜14年	
	第二大臼歯	8.5〜9月	2.5〜3年	7〜8年	14〜16年	
	第三大臼歯	3.5〜4年	7〜10年	12〜16年	18〜25年	

巻末解説②

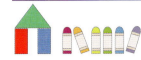

口腔習癖（小児期にみられやすい口腔習癖）

- **指しゃぶり（吸指癖）**：最も一般的にみられる口腔習癖である．乳児期にはほとんどの小児にみられるが，この時期はまだ習癖とは捉えない．1〜2歳を過ぎると徐々に習癖化がみられ始める．3〜4歳になると，おしゃべりや運動が活発になるなかで自然にやめる小児も多いが，3歳以降指しゃぶりが継続すると歯並びや噛み合わせへの影響（上顎前突や開咬など）がでやすくなるため，対応が必要になる．

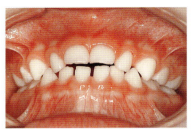
指しゃぶりの続いている3歳児にみられる前歯の空隙

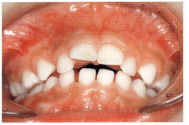
指しゃぶりにより上顎前歯の前突がみられる5歳児

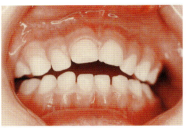
日中ずっと指しゃぶりをしている4歳児では開咬がみられる

- **唇をかむ癖（咬唇癖）**：唇をかんだり，吸ったりすることが癖になったもので，下唇をかむ場合が多い．下唇をかむ癖が続くと，上の前歯が前突し下の前歯が内側に倒れ，噛み合わせに影響がでるため，より下唇が上下の前歯の間に入りやすくなり，唇が閉じにくくなる．

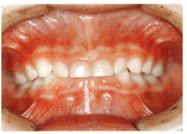
咬唇癖のある小児では、上下の前歯の被蓋（ひがい：かぶさり）が深くなり前後のずれが大きくなりやすい

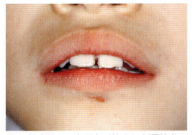
混合歯列期まで咬唇癖が続くと上顎前歯の前突や下口唇の圧痕ができやすい

- **舌突出癖（異常嚥下癖）**：通常，物を飲み込む時には上下の歯を噛み合わせ，舌を上あご（口蓋）に付けて嚥下するが，舌を上下の前歯の間に押し込むようにして嚥下する癖を異常嚥下癖といい，日常的に舌を無意識のうちに前方または側方に突出させる癖を舌突出癖という．指しゃぶりによる開咬や鼻疾患による口唇閉鎖不全などがあると，舌突出癖や異常嚥下癖が生じやすくなる．また，舌突出癖や異常嚥下癖が続くと，上下顎前突や空隙歯列が起こりやすく，また開咬が著しくなる．対応としては，正常な嚥下の訓練（筋機能療法）や習癖防止装置の使用などが考えられる．

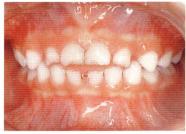
口唇閉鎖不全による異常嚥下癖が続くと上下の前歯にすき間ができやすい

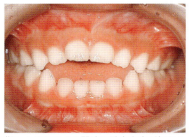
指しゃぶりによる開咬に舌突出癖が加わることで開咬がさらに顕著になった5歳児

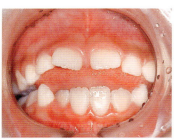
前歯の変換期にも舌癖や異常嚥下癖はみられやすい

● **歯ぎしり**：歯ぎしりをする行為は，乳児の前歯萌出時期にその歯の使用法を錯誤しているステップの状態と考えられている．また，1歳半〜2歳頃の奥歯が萌出する頃にも，同様の行為がみられる．

乳幼児の歯ぎしりは，一過性であることが多く，歯並びや，すり減ってなくなることなどをあまり心配する必要はなく，心理的な問題を考える必要もない．ただなかには，歯ぎしりをして遊んでいるうちに癖となって，暇があると歯ぎしりをする子どもも出てくるので無意識に歯ぎしりをしている様子がみられたら，声かけをしたり，別の遊びに誘ったりして，習癖化しないように注意する．

また，睡眠中だけの歯ぎしりについては，眠りの深さや精神的な緊張と関連していると考えられている．成人の歯ぎしりや食いしばりは，精神的緊張やストレスと関連しているといわれているが，小児の場合，発育時期の一過性のものなのか，心因性のものなのかは関連性がはっきりしていない．

強い歯ぎしりでは歯の磨耗や咬合性外傷が起こることがあるため，シーネ（ナイトガード）を使用する場合もある．

睡眠中の歯ぎしりのコントロールは難しいが，昼間の生活リズムを整え，外遊びなどでエネルギーを発散させて入眠をスムースにすることや，就寝時にスキンシップを図って安心して眠れるようにするなどの対応が，よりよい眠りを誘い，歯ぎしりの軽減につながるものと思われる．また安眠のため，寝室を暗く静かにしてあげるのもよい．

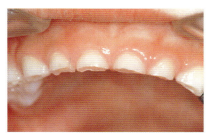

歯ぎしりによる前歯の著しい磨耗がみられる

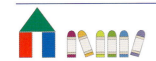

フッ素について

フッ素には副作用がありますか？

　フッ素は，適切に使用することによって，むし歯予防に効果的かつ安全なものになります．むし歯予防のためのフッ素（フッ化物）の応用としては，全身的な応用と局所的な応用があります．全身的な応用としては，水道水への添加や食塩・ミルクなどへの添加，錠剤の服用などがあり，局所的な応用としては歯に塗布する方法や洗口（うがい）法，フッ素入りの歯みがき剤・ジェル・スプレーの使用などがあげられます．

　全身的に摂取されたフッ化物は，胃や腸管から吸収され，その多くは尿から排泄されますが，一部は骨や歯に取り込まれます．歯の形成期にフッ化物が作用することで，歯質のむし歯に対する抵抗性が高まります．一方，局所的な応用では，生えてきた歯の表面にフッ化物を作用させてむし歯に抵抗性のある歯にしたり，洗口や歯みがき剤での継続的な応用によって口の中の環境を整えて再石灰化を促したりする効果もあります．日本では局所的な応用が主体です．

　フッ素の過剰摂取による影響は主に全身応用の場合に出やすく，例えば飲料水中のフッ素濃度が適量だとむし歯予防に有効ですが，濃度が高くなると「斑状歯」といって歯の表面に白濁や白斑が生じやすくなります．局所応用の場合は過剰摂取にならないよう配慮されていて，フッ素（フッ化物）入りの歯みがき剤・ジェル・スプレーなどでも幼児用はかなり濃度を低くしてあり（大人用の1/2から1/10の濃度），多少飲み込んでも安全なようにつくられています．

　また，歯科医院で行う塗布に用いるフッ化物溶液は高濃度なので，間違って飲んでしまうと（塗布後に口の中に残ったくらいでしたら問題ありません）急性中毒として悪心，嘔吐などの症状が出ることがあります．塗布用のフッ化物溶液を用いるときは，専門的な管理が必要です．また，洗口溶液は塗布溶液よりは低濃度ですが，毎回飲み込んでしまうと過剰摂取になるため，うがいをして吐き出せる年齢（3～4歳以上）になってから使い始めます．

　むし歯予防には，フッ素や歯みがきとともに食生活の規律性や甘味物のコントロールが大切です．過剰摂取を避けるためには，適切な使用法を守るとともに，フッ素だけに頼らないむし歯予防を考えてください．

＜抜歯をされた患者さんへ＞

- 抜歯後はガーゼを20分くらい強く噛んでいてください
- 歯を抜いたところを手で触ったり，舌でさぐったりしないでください
- 強くうがいをすると，再び血が出てしまうことがありますので，うがいは軽くゆすぐようにしてください
- 歯を抜いた日は，つばの中に少し血がまじることがあります
- 歯を抜いたところが腫れて冷やしたいときは，直接氷を口の中に含まずに濡れたタオルで頬を冷やすくらいにしてください
- 体をあたためると痛みや出血が生じやすいので，風呂ではなく，シャワーにしてください

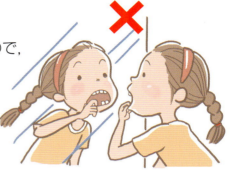

＜麻酔をされた患者さんへ＞

- 麻酔は効き方に個人差がありますが，1〜2時間くらい効いています
- 麻酔をした後は，しばらくしびれた感じが残ります
- 唇や頬を咬まないように気をつけてください
- 麻酔が切れるまで熱い飲み物や食事は避けてください
- 飲み物を飲むときは，こぼさないように気をつけてください
- よだれがたれてくることがあるので，キレイなタオルで拭いてください
- もし唇や頬を咬んで腫れてしまったら，その部位は清潔に保つようにしてください
- 麻酔した部位から雑菌が入って腫れることがあります
- ひどく腫れてきた場合は医院に連絡をしてください

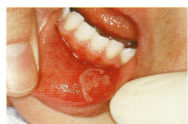

咬んでしまった唇

■ 著　者
　井上 美津子（いのうえ みつこ）

■ 略　歴
　1974年　東京医科歯科大学歯学部卒業
　1977年　昭和大学歯学部助手（小児歯科学）
　1983年　昭和大学歯学部講師（小児歯科学）
　1994年　昭和大学歯学部助教授（小児歯科学）
　2006年　昭和大学歯学部教授（小児成育歯科学）

公的役職（過去を含む）
　日本小児歯科学会常務理事
　日本小児歯科学会関東地方会監事
　日本障害者歯科学会評議員・代議員
　日本摂食嚥下リハビリテーション学会評議員
　日本小児口腔外科学会常務理事
　内閣府「食育推進会議」委員
　厚生労働省「歯科保健と食育の在り方に関する検討会」委員
　厚生労働省「歯科口腔保健の推進に関する専門委員会」委員
　東京都小児保健協会理事
　東京医科歯科大学歯学部兼任講師　　　　　　　　　　　など

子どもの歯と口のトラブル Q&A

発　行　平成27年3月1日　第1版第1刷
編　集　井上 美津子
ⓒ IGAKU JOHO-SHA Ltd., 2015. Printed in Japan
発行者　若松明文
発行所　医学情報社
　〒113-0033 東京都文京区本郷1-4-6-303
　TEL 03-5684-6811　FAX 03-5684-6812
　URL http://www.dentaltoday.co.jp

落丁・乱丁本はお取り替えいたします
禁無断転載・複写　　ISBN978-4-903553-55-9

患者さんへの "ベストアンサー" シリーズ

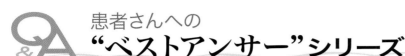

指しゃぶり，おしゃぶり Q&A
― 発育に合わせた対応を考えよう

井上美津子（昭和大学教授）著
A4判　46頁　カラー
定価：本体3,000円＋税　〒400円

目次
- どうして子どもは指しゃぶりをするの？
- 指しゃぶりを叱るのはよくないの？
- 3歳児の指しゃぶりで困っています　他

口腔がん，口腔がん検診 Q&A
― かかりつけの歯医者さんにみてもらいましょう

久山佳代（日本大学松戸歯学部教授）他著
A4判　40頁　カラー
定価：本体3,000円＋税　〒400円

目次
- 口腔がんが増えているというのは本当ですか？
- 口腔がんにはどんな種類がありますか？
- 口腔がんのできる原因は？　他

息さわやかに Q&A
― 口臭予防の基礎知識

川口陽子（東京医科歯科大学教授）編著
A4判　46頁　カラー
定価：本体3,000円＋税　〒400円

目次
- 自分ではわからないのですが，家族には「口臭がある」といわれます
- 自分の口臭を，家で測定できる器械はありますか？
- 口のにおいは，どうしてでるのですか？　他

歯周病と全身の健康 Q&A
― いろいろな病気に関わる歯周病の予防と治療を！

和泉雄一（東京医科歯科大学教授）編著
A4判　42頁　カラー
定価：本体3,000円＋税　〒400円

目次
- 歯周病は他の臓器にも影響を与えるのですか？
- 歯周病の人は，心臓や血管の病気にもかかりやすいのですか？
- 糖尿病と歯周病は，関わりがあるのですか？　他

金属アレルギーとメタルフリー治療 Q&A

白川正順（元日本歯科大学教授）他編
A4判　40頁　カラー
定価：本体3,000円＋税　〒400円

目次
- 歯の詰め物やかぶせ物は金属アレルギーの原因になるんですか？
- 歯の詰め物やかぶせ物にはどんな金属が使われているんですか？　他